DES

SERVICES RENDUS PAR LA MÉDECINE

AUX

SCIENCES NATURELLES.

DISCOURS DE RÉCEPTION A L'ACADÉMIE DES BELLES-LETTRES, SCIENCES ET ARTS DE LYON, PRONONCÉ LE 29 AOUT 1848.

PAR

M. A. Bonnet,

Professeur de Clinique chirurgicale à l'Ecole de Médecine.

LYON.

GUILBERT, ÉDITEUR,

LIBRAIRE DE L'ÉCOLE DE MÉDECINE,

Rue Puits-Gaillot, 3.

1848.

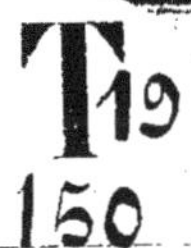

DES

SERVICES RENDUS PAR LA MÉDECINE

AUX

SCIENCES NATURELLES.

DISCOURS DE RÉCEPTION A L'ACADÉMIE DES BELLES-LETTRES, SCIENCES ET ARTS DE LYON, PRONONCÉ LE 29 AOUT 1848,

PAR

M. A. Bonnet,

Professeur de Clinique chirurgicale à l'Ecole de Médecine.

LYON.

GUILBERT, ÉDITEUR,

LIBRAIRE DE L'ÉCOLE DE MÉDECINE,

Rue Puits-Gaillot, 3.

1848.

DES

SERVICES RENDUS PAR LA MÉDECINE

AUX

SCIENCES NATURELLES.

MESSIEURS ,

Les sociétés scientifiques, composées, comme celles de médecine ou d'agriculture, d'hommes que réunit l'identité des occupations professionnelles ont surtout pour but l'appréciation des détails de la science, et le perfectionnement de l'art; favorables à la diffusion des méthodes pratiques, elles ne se prêtent pas avec un égal avantage aux développements de la science, qui exigent des vues d'ensemble et des comparaisons entre des sujets divers.

A côté de ces assemblées d'hommes spéciaux, devaient donc s'en former qui réunissent dans leur sein des savants, des littérateurs et des artistes ; dans lesquelles les intérêts et les actes professionnels fussent négligés pour les questions philosophiques des sciences ; où celles-ci fussent envisagées moins dans leurs applications que dans leurs principes ; moins en ce qui satisfait un besoin matériel qu'en ce qui sert à éclairer l'esprit. Il fallait une société qui, composée de juges compétents dans tous les genres, devint un centre où pussent converger les travaux intellectuels de quelque nature qu'ils fussent ; qui éclairât chaque science de la lumière qui se dégage des autres, et qui établit des rapports de confraternité entre les hommes qui, cultivant les branches les plus variées des connaissances humaines, marchent dans des directions, en apparences divergentes, mais n'en n'ont pas moins une tendance commune vers la recherche de l'utile, du vrai et du beau.

Cette société réalisant l'unité de la science au milieu de la variété des professions, vos suffrages bienveillants me permettent d'y prendre place aujourd'hui. Les vues de ses fondateurs, si favorables à l'échange de la pensée et à l'union des hommes de lettres et de sciences, ont reçu leur réalisation la plus complète par vos talents, par vos travaux et par l'union digne et affectueuse qui règne au milieu de vous. Dans la sphère élevée où vous plaçaient la nature de votre institution et vos méditations habituelles, vous avez bien voulu tenir compte de quelques recherches spéciales qu'il m'a été permis d'accomplir, et qui ne se recommandaient à votre attention que par leur utilité pratique. Mais, s'il vous eût été facile de trouver des hommes plus capables que moi de s'associer à vos travaux, personne, en entrant dans cette enceinte, n'aurait senti plus vivement l'honneur qui lui était fait, et compris le perfectionnement qu'il pouvait acquérir auprès des modèles qu'il aurait sous les yeux.

Obligé aujourd'hui de payer le tribut que vous imposez à tous, et ne pouvant le faire dans l'ordre de mes études habituelles, j'ai pensé à vous entretenir, Messieurs, des rapports de la médecine avec les sujets dont s'occupent les diverses sections de l'Académie.

La médecine touche à tout : aux lettres, par ce lien commun qui rend celles-ci indispensables à tous les hommes qui cultivent leur esprit, et par les langues grecque et latine nécessaires, la dernière surtout, aux médecins qui veulent consulter les auteurs de l'antiquité, et la plupart de ceux qui nous ont précédés de plus d'un siècle ; à la philosophie, par les questions de méthode scientifique et par celles de psychologie qui sont aussi de son domaine ; aux arts du dessin, par les emprunts qu'elle leur fait pour les expositions plastiques de quelques-unes de ses découvertes et par le guide qu'elle leur a fourni dans la reproduction de la forme humaine ; enfin aux sciences naturelles, par des rapports si intimes que l'enseignement de ces dernières fait partie intégrante du programme que la loi impose au médecin.

Dans l'examen des rapports de la médecine avec les autres branches des connaissances humaines, les questions les plus variées pouvaient donc se présenter à résoudre. J'ai dû faire un choix entre elles, et je me suis arrêté à *l'étude des services rendus par la médecine aux sciences naturelles.*

Chacun sait à quel point ces sciences, et en particulier, la chimie, la botanique et l'anatomie comparée ont concouru à éclairer la médecine et à lui fournir une partie des éléments de sa puissance, mais l'on ignore généralement tout ce qu'elles en ont reçu en échange ; o croit que riche des biens qui lui ont été transmis, la médecine a été stérile envers les sciences, ses bienfaitrices, et qu'elle a joué dans l'ordre scientifique le même rôle que dans l'ordre commercial, ces contrées qui reçoivent les importations des peuples avancés dans l'industrie, et n'exportent rien chez eux. Il y a, dans cette opinion, une de ces erreurs qui touchent de près à l'injustice. J'essayerai de la détruire dans ce travail.

La médecine, et j'entends par ce mot, l'ensemble des connaissances relatives à l'homme physique, la médecine n'est point bornée à l'exercice d'un art; elle ne sert pas seulement à secourir l'homme qui souffre, à éclairer l'autorité dans les mesures qui touchent à la santé publique, et à seconder la justice dans la poursuite des crimes que la science seule peut démontrer, elle rayonne au-delà de la sphère qui lui est propre, elle a rendu d'une main ce qu'elle recevait de l'autre, et tout en recueillant les fruits des sciences naturelles, elle a concouru puissamment à en activer les progrès.

Le premier besoin des sciences naturelles est celui d'une méthode sûre et féconde. Les garantir des erreurs auxquelles conduit une méthode vicieuse, guider tous leurs pas par une méthode sévère, c'est là le premier et le plus grand des services qui pût leur être rendus Tant qu'elles ont été exposées à la fausse lueur des hypothèses, ou placées sous l'empire d'une autorité incompétente et acceptée sans examen, elles n'ont marché que dans l'erreur, ou se sont arrêtées dans une funeste immobilité. Leurs véritables progrès ne datent que de l'époque où elles ont pris pour guide l'observation des faits et que, parties de ceux-ci, pour s'élever à l'analyse et à la généralisation, elles y sont constamment revenues pour vérifier la justesse des conceptions générales ou des applications pratiques.

Il y a tant de présomption à vouloir deviner les œuvres de Dieu, et une sagesse en apparence si élémentaire, à ne chercher à les comprendre qu'après les avoir observées, qu'on pense naturellement que la méthode d'observation a été suivie dans tous les temps, et avec une assiduité d'autant plus grande que l'on était plus rapproché de l'origine des sciences. Cependant, cette marche si naturelle en apparence, est loin d'être celle qu'ont suivie les premiers savants. Plus pressés du désir de comprendre que de celui d'observer, impatients de résoudre les problèmes dont ils cherchaient la solution, ils se sont livrés aux entraînements de leur esprit, et ils ont interprété par des suppositions l'ordre et la cause des phénomènes.

Quels sont ceux qui, les premiers, détruisirent cet esprit d'hypothèse, et cherchèrent par leurs préceptes comme par leurs exemples, à faire rentrer la science dans la voie dont elle ne peut sortir sans s'égarer? Sans doute, une place immense doit être donnée, dans cet établissement de la véritable méthode, a Aristote, ce grand homme qui, suivant la réflexion de Cuvier, fit plus pour la science à lui seul, en une vie de soixante-deux ans, que n'ont pu faire après lui vingt siècles, aidés de ses propres idées et favorisés, tout à la fois, par l'extension du genre humain sur la surface habitable du globe et par le concours de tant d'hommes de génie. Mais Aristote avait eu lui-même, sous les yeux, l'exemple d'Hippocrate, plus âgé que lui de soixante-seize ans, et qui, non seulement a suivi la méthode d'observation, dans ses écrits restés encore classiques, mais qui a combattu directement la méthode hypothétique, universellement adoptée de son temps.

Dans son traité intitulé de : l'*Ancienne médecine*, il débute par combattre la méthode de ceux qui se créaient pour base de leurs raisonnements, l'hypothèse du chaud, du froid, ou de tout autre agent, et attribuaient les maladies et la mort à un seul ou deux de ces agents, comme à une cause première et toujours la même. Il poursuit ces hypothèses de ses raisonnements dans tout le cours de son ouvrage, et il revient sans cesse à cette idée que la médecine doit s'étayer sur les faits, sur ce qu'il appelle la réalité, et il comprend parmi ces faits, non-seulement ceux que chacun peut recueillir, mais la tradition de la science qu'il faut développer par un sage emploi du raisonnement.

Il y a, dans ces pensées, toutes les règles essentielles de la méthode d'observation. Précise par les expériences qu'elle excite, et les faits qu'elle recueille, elle ne renferme point l'homme dans le cercle étroit des sens et de l'époque où il vit ; elle lui recommande l'emploi du raisonnement pour s'élever aux lois et aux causes des phénomènes, et elle veut qu'il profite des recherches antérieures en les contrôlant, et en ne se soumettant pas aveuglément à leur autorité.

Cette soumission aveugle à une autorité insuffisante est, avec l'abus des hypothèses, l'écueil qui a rendus vains les travaux de tant de siècles et de tant d'hommes supérieurs. Son influence a été plus passagère, car tandis que la méthode hypothétique a infesté la science de tous les temps, et la trouble encore fréquemment de nos jours, la soumission irréfléchie à une autorité incompétente ne lui a fait obstacle que pendant le moyen âge et les premiers temps de la renaissance. Ceux qui, à cette dernière époque, firent cesser cette fâcheuse influence, et dégagèrent l'esprit humain de la domination absolue d'Aristote, digne sans doute de servir de guide dans la voie scientifique, mais alors mal interprété et mal compris; ceux-là, dis-je, ont rendu d'immenses services.

Le mouvement tout entier du seizième siècle, époque de révision de tous les sujets dont s'occupe l'esprit humain, fut sans doute la première cause de cette tentative d'indé_pendance. Il n'en faut pas moins tenir compte de tous les essais qui préparèrent la réforme scientifique, définitivement formulée par Bacon, et élevée par lui à la hauteur de méthode générale.

Parmi les hommes qui concoururent à cette heureuse révolution, il est juste de signaler l'école des anatomistes du seizième siècle qui, commençant à Vésale et finissant à Fabrice d'Aquapendente, étudia l'anatomie humaine, non plus comme ses devanciers, dans les ouvrages de Galien et dans ceux des Arabes, mais dans la nature même, et qui poursuivit cet ordre de recherches avec une sagacité et une attention que couronnèrent les plus belles découvertes. Il est juste aussi de ne pas oublier les Fernel, les Duret, les Houiller, et surtout les Baillou, médecins français, qui renouvelèrent, au seizième siècle, l'école hippocratique et qui, dans cette rénovation, ne se firent pas seulement les commentateurs du grand homme dont ils reprenaient la trace ; mais qui étudièrent comme lui, au lit du malade, les cas individuels, et cherchèrent par des inductions légitimes, et basées sur les faits, à saisir les lois de l'état morbide. Tous ces hommes illustres vivaient avant Bacon, et concoururent sûrement à préparer son œuvre. Avec Hippocrate, ils doivent être considérés comme ayant contribué à doter les sciences naturelles de la méthode qui est commune à toutes et qui, seule, peut en assurer les progrès.

Mais les sciences n'ont pas seulement une méthode générale. Chacune d'elles a sa méthode spéciale, ses procédés d'observation et d'expériences, ses principes d'analyse et de synthèse.

Or, si la médecine a contribué à doter les sciences naturelles de la méthode générale qui préside à leur développement ; elle n'a pas été moins utile à l'établissement de la méthode spéciale de quelques-unes d'entre elle. Sans doute, elle n'a pas rendu ce service à la physique et à la chimie dont le sujet est trop différent de celui dont elle s'occupe ; mais elle l'a fait pour l'anatomie et la physiologie comparées. Quelle est, en effet, la méthode spéciale de ces deux sciences ?

Si l'on veut connaître la structure d'un animal ou d'une plante, on isole ses divers organes, on injecte ses vaisseaux ; les parties délicates sont examinées au microscope, et chacune de ces observations est répétée aux diverses époques de la vie de l'être, de manière à suivre les transformations qu'il éprouve depuis son premier développement jusqu'à sa mort.

A côté de ces deux moyens spéciaux d'observation, vous trouvez une méthode non moins spéciale de décomposer les problèmes en leurs éléments. Cette analyse est celle qui est basée sur les fonctions propres à chaque organe, et sur les tissus élémentaires qui entrent dans sa composition.

Enfin, lorsqu'il s'agit de s'élever à la signification et aux lois des faits recueillis par ces diverses méthodes, l'observateur compare la structure de l'animal ou de la plante qu'il a sous les yeux avec celle de l'homme. Les êtres, ainsi rapprochés individuellement de ce type commun, peuvent être comparés entre eux, et il est facile de saisir leurs analogies et leurs différences comme on le fait pour des longueurs diverses et inconnues, dont on apprécie sans peine les rapports, lorsqu'on les a approchés successivement d'une longueur déterminée, du mètre, par exemple.

Or, que l'on examine chacune des parties de cette méthode spéciale, et l'on verra qu'il n'est pas une seule d'entre elles qui n'ait été fournie par la science de l'homme, l'emploi du microscope excepté, qui a passé de l'anatomie végétale à l'anatomie humaine.

Il serait aisé de poursuivre le même ordre de démonstration en ce qui regarde la physiologie comparée. Qu'il me suffise de dire que les principes de la méthode générale étant universellement admis, c'est à bien établir ceux de la méthode propre à chaque ordre d'idées que doivent s'appliquer aujourd'hui ceux qui, traitant de la philosophie scientifique, veulent donner de la précision à cette partie de nos connaissances, et la faire sortir du vague qu'il importe tant de ne point confondre avec les idées générales.

Déjà Sthal et l'école de Montpellier à sa suite, sont entrés dans cette voie féconde. Ils ont montré avec une grande justesse que, transporter à la science de l'homme, et en général, à celle des êtres vivants, les méthodes usitées dans les sciences physiques et chimiques, c'est confondre ce qui doit être séparé, et c'est se heurter à ces erreurs que l'on trouve à l'extrémité de toute route où l'on n'a marché que sous la direction de fausses analogies. Sans doute, il doit exister entre toutes les sciences ces échanges d'idées et de faits qui honorent ceux qui les transmettent, éclairent et excitent ceux qui les reçoivent, mais chacune d'elles doit conserver sa tendance spéciale, et repousser la domination absolue de celles qui en diffèrent essentiellement par leur objet et par leur but.

Ces envahissements illégitimes ont nui singulièrement aux progrès de nos connaissances ; moins signalés que l'abus des hypothèses et la soumission mise à la place du libre examen, ils n'ont pas été moins dangereux. L'histoire de la médecine fournit à chaque page d'utiles avertissements sur cette source d'erreurs.

Ce n'est pas seulement en influant sur la méthode qu'une science peut en servir une autre, elle exerce sur celle-ci une action plus directe et plus évidemment utile, en lui apportant des découvertes nécessaires à son développement. Cet ordre de services, la physique et la chimie ont pu le rendre à toutes les sciences naturelles, car s'occupant de forces qui, telles que l'électricité, la pesanteur, l'attraction, agissent sur tous les êtres vivants ou inanimés, elles ne peuvent modifier leur doctrine, sans qu'une grande partie des notions acquises n'en soit modifiée à son tour. Mais, si la médecine dans ses progrès ne peut exercer une influence aussi générale, elle n'en fait pas avancer moins sûrement toutes les sciences qui s'occupent de la vie et des êtres qui en sont animés. Que l'on cherche dans l'anatomie et la physiologie végétales ou animales, un fait important dont la première observation n'ait appartenu à la médecine : circulation des liquides nourriciers, phénomènes de la respiration, transformation de la matière alimentaire, analyse des forces vitales, toutes ces grandes découvertes ont été faites dans l'étude de l'homme, et ont servi à guider les savants qui en ont cherché les divers modes dans les animaux et les plantes.

Cependant, tandis que la connaissance de l'homme physique transportait plusieurs découvertes fondamentales aux sciences naturelles, elle excitait les recherches qui ont le plus concouru à leur avancement.

Cherchant dans les plantes, les moyens de soulager les maux de l'homme et d'éviter les dangers auxquels exposent les sucs vénéneux, elle faisait sentir l'importance de distinguer les espèces végétales et de les classer d'après les caractères qui peuvent le plus sûrement aider à leur détermination; trouvant dans les minéraux des substances qui, suivant leurs préparations, exercent les effets les plus puissants, nuisibles ou favorables, elle promettait aux chimistes ces applications utiles qui stimulent le zèle des savants.

Au milieu de cette impulsion communiquée à la botanique et à la chimie minérale, l'anatomie comparée naissait de la nécessité de suppléer par l'étude des animaux aux obstacles que les préjugés ont opposés pendant longtemps à l'étude directe de l'anatomie humaine.

Même influence de la médecine sur l'origine de la chimie organique. Les réactions et les éléments des liquides animaux furent examinés pour la première fois par Boerrhaave, dans le but de contrôler par l'observation les doctrines iatrochimiques de Silvius de Leboë. De la nécessité d'apprécier les hypothèses relatives aux phénomènes intimes de l'état morbide naquit donc la chimie organique, que les travaux modernes ont si remarquablement perfectionnée, et dont chaque jour signale les utiles applications.

Les opinions que je viens d'émettre reçoivent une éclatante confirmation d'une autorité imposante en pareille matière. « Les sciences physiques et naturelles, « disait Cuvier, dans un rapport fait en 1828, doivent à « la médecine le plus grand nombre de leurs accroisse- « ments ; peut être n'aurions-nous ni chimie, ni bota- « nique, ni anatomie, si les médecins ne les avaient « cultivées, s'ils ne les avaient enseignées dans leurs « écoles, et si les gouvernements ne les avaient encou- « ragées à cause de leurs rapports avec l'art de guérir. »

Ainsi, Messieurs, influence sur l'établissement de la méthode générale, création de celle qui est propre à l'anatomie et à la physiologie comparées, découverte des faits les plus importants sur lesquels reposent ces dernières sciences, impulsion active communiquée à la chimie, à la botanique et à l'histoire naturelle des animaux, tels sont les divers modes suivant lesquels la médecine a contribué aux progrès des sciences naturelles. Ces influences pouvaient s'exercer indépendamment des hommes ; elles pouvaient être le résultat de cette libre propagation des idées, qui suffit à elle seule pour répandre celles qui sont utiles. Mais les médecins ne se sont pas bornés à cette influence indirecte. Plusieurs ont concouru par leurs propres recherches, à établir les échanges d'observations et de pensées nécessaires à l'accroissement des sciences. Quelques aperçus historiques mettront cette vérité dans tout son jour.

La chimie, créée par les médecins arabes, Géber, Rhazès et Avicenne, qui l'avaient envisagée surtout au point de vue de la préparation des remèdes ; développée au moyen-âge, par ces tentatives des alchimistes, qui, insensées dans leur but immédiat, furent si fécondes dans leurs résultats, la chimie n'était, au commencement du seizième siècle, qu'un amalgame de formules empiriques et de procédés imparfaits.

Parmi ceux qui contribuèrent à la faire sortir de cet état déplorable, aussi éloigné des arts pratiques que des sciences coordonnées, il faut compter sans doute Bernard de Palissy, resté célèbre par ses recherches sur la fabrication des poteries ; Agricola, auteur d'un traité longtemps classique sur la métallurgie ; mais à part ces quelques hommes, la chimie scientifique fut cultivée presque exclusivement par des médecins. Après Paracelse, que nous pouvons réclamer à bon droit, et qui eut le mérite de combattre le premier la doctrine des quatre éléments, nous devons citer Vanhelmont, qui découvrit l'air inflammable, désigné aujourd'hui sous le nom d'hydrogène, et prépara par cette découverte et par les distinctions qu'il établit, la période brillante de l'analyse des gaz.

Plus tard, Beker et Sthal, son élève, expliquèrent par le phlogistique le phénomène de la combustion, et établirent une théorie générale des phénomènes chimiques. Sans doute, la doctrine de ces hommes célèbres n'a pu résister à l'examen sévère et aux expériences du dix-huitième siècle; mais elle eut la gloire de détruire définitivement les erreurs scholastiques, et c'est elle qui a habitué les esprits à rechercher dans les phénomènes chimiques autre chose que des applications, et à s'élever à la notion scientifique des phénomènes moléculaires.

Cette influence des médecins sur l'établissement des doctrines chimiques, s'est fait sentir, même en des temps plus rapprochés de nous.

Sans nous mêler ici aux injustes détracteurs, qui cherchèrent, du temps de Lavoisier, à atténuer le mérite des découvertes par lesquelles ce grand homme fonda la théorie qui préside encore aujourd'hui à l'interprétation des faits les plus généraux de la chimie inorganique, il nous sera permis de rappeler, que plus de cent ans avant lui, Jean Rey, médecin du Périgord, avait reconnu que les métaux augmentent de poids quand on les calcine et qu'il avait pressenti cette vérité, que l'augmentation de poids provenait d'une combinaison de l'air avec le métal calciné.

Il y avait tout à la fois dans le travail de cet auteur l'application des pesées qui, faites avec une rigueur mathématique et dans les conditions les plus diverses, constitua la méthode par laquelle Lavoisier dépassa ses prédécesseurs qui s'étaient contentés généralement de l'analyse qualificative, et un pressentiment de cette combinaison des gaz avec les métaux, qui est le fait le plus général de la théorie chimique de Lavoisier.

Aussi intimement liée que la chimie à la connaissance des phénomènes physiologiques, mais d'une application pratique moins usuelle et moins facile, la physique n'a pas été le sujet de travaux très nombreux de la part des médecins. Quelques-uns d'entre eux méritent cependant d'être cités dans son histoire.

Le seizième et le dix-septième siècles avaient vu s'accomplir les découvertes dues surtout à Galilée et à son école, qui ont fait connaître la pesanteur de l'air, la mesure de la chaleur et les moyens d'augmenter la puissance de la vision.

En continuant l'association des expériences et du calcul qui avaient conduit à ces belles découvertes, le dix-huitième siècle devait créer la science de l'électricité et aborder l'étude des rapports si importants et si nombreux de la physique et de la chimie.

Deux médecins concoururent à ces recherches, Polinière et Galvani.

Polinière professa le premier un cours de physique expérimentale; et par des essais auxquels son nom est resté attaché, il prépara la découverte de l'éclairage au gaz, et celle des moyens de produire la lumière par le dégagement de l'électricité. S'il devança son époque par la méthode expérimentale qu'il mit constamment en pratique, et par les résultats qu'il en obtint, il eut la gloire plus rare encore, d'être le chef d'une famille, dans laquelle depuis plus d'un siècle, les héritiers de son nom continuent, dans une succession qui ne s'est jamais interrompue, son dévouement à la science et son talent à la cultiver.

Le nom de Galvani, professeur de médecine à Bologne, rappelle à tous les esprits la découverte la plus féconde que la fin du dernier siècle ait fait dans les sciences physiques, celle de l'électricité galvanique. Il en saisit le premier germe en présence d'un fait qui, aux yeux d'un esprit vulgaire, n'aurait été que l'objet d'une passagère curiosité. Admirable destinée du génie! ce sont les observations les plus simples qui le conduisent à ses plus belles découvertes! Newton pressent les lois de la pesanteur en voyant tomber une pomme; Galilée découvre la mesure du temps, en observant les oscillations d'une lanterne attachée à la voûte d'une église; et c'est à la vue de grenouilles suspendues à un balcon; et éprouvant à ce contact un mouvement convulsif, que Galvani découvre le phénomène qui a été le point de départ de toutes les recherches sur le genre d'électricité qui porte encore son nom.

Sans doute le point de vue duquel il envisagea ces phénomènes et les applications qu'il en fit, étaient loin de faire prévoir les théories et les applications que produisirent plus tard les travaux de Volta, de Davy et d'Ampère. Mais il n'est donné à aucun homme de poursuivre une idée dans toutes ses conséquences, il eut le mérite d'inaugurer l'une de celles qui ont le plus agrandi le domaine de la science pure et des arts d'application.

L'ordre de faits que nous venons de signaler dans l'histoire de la chimie et de la physique, sous le rapport des progrès que ces deux sciences ont dûs à la médecine, se retrouve dans celle de la botanique des seizième et dix-septième siècles. A cette époque de tâtonnements et d'essais qui, pour avoir été dépassés, n'en ont pas moins de grandeur, ce furent encore les médecins qui firent de la connaissance des plantes, non plus ce qu'elle était, l'art de l'herboriste et du jardinier, mais une science dont les nombreuses parties sont distribuées dans des rapports méthodiques. Recherchez quels furent à l'époque dont je parle les grands noms de la botanique, vous n'y trouverez pas celui d'un homme qui n'ait été reçu médecin dans quelque université. Tels furent Conrad Gessner, le Linnée de son temps, qui précéda ce grand naturaliste, en établissant que les principes de la classification des plantes doivent être tirés des organes de l a fructification ; André Césalpin, auteur de la première classification méthodique; Tournefort, dont les recherches sur l'application des variétés de la corolle à la distribution des plantes, sont encore restées classiques ; tel fut enfin Malpighi, qui a créé l'anatomie de structure des espèces végétales, comme il l'a fait pour celle des animaux.

Nous avons vu la science de l'homme physique intimement liée à celle de la physiologie et de l'anatomie comparées par la méthode spéciale et par les vérités fondamentales qu'elle leur a transmises. L'importance de ces rapports vous fait pressentir sans peine les services que la médecine a dû leur rendre, par les hommes qu'elle leur a fournis. Impossible de citer les noms de tous ceux que la reconnaissance doit conserver, mais on ne saurait oublier Fabrice d'Aquapendente qui, le premier depuis la renaissance (Aristote dans l'antiquité, l'avait devancé sous ce rapport, comme il a devancé en tant d'autres choses les savants modernes), Fabrice d'Aquapendente qui formant un groupe de chaque système d'organes, en compara la structure dans un grand nombre de classes d'animaux ; Marc-Aurèle Séverin, le premier auteur d'un ouvrage méthodique sur l'anatomie comparée ; Rédi, auquel sont dues tant de monographies estimées; Perrault, à qui la construction de la colonnade du Louvre, n'a pas assuré parmi les architectes une place plus élevée que ses recherches d'histoire naturelle parmi les anatomistes comparateurs ; enfin, Daubenton qui eut la gloire de compléter, par des observations exactes, les conceptions de Buffon, toujours grandes, fréquemmemt divinatrices, mais qui avaient besoin du contrôle d'un esprit moins hardi et plus sévère.

Le sceptre de l'ananomie comparée est tombé momentanément des mains de la médecine, lorsque le génie des Cuvier et des Geoffroy-Saint-Hilaire s'est emparé de cette belle science. Mais, avant cet interrègne, suivi plus tard d'une reprise de possession, elle a eu la gloire de produire les deux anatomistes qui ont vraiment inauguré les idées nouvelles les plus fécondes. Vicq-d'Azyr, l'éloquent secrétaire de l'ancienne Académie de médecine qui, par ses beaux discours sur l'anatomie, et par sa comparaison des membres supérieurs et inférieurs, a ouvert la voie à la philosophie anatomique ; Camper qui, dans un mémoire sur les animaux fossiles, adressé en 1787 à Pallas, émit, le premier, l'idée des espèces perdues, l'appuya sur des preuves, et prépara ces découvertes qui, complétées et agrandies par Cuvier, ont fait revivre aux yeux du monde étonné les espèces, toutes éteintes aujourd'hui, qui peuplaient le monde antédiluvien.

Si le temps me permettait ici de plus longs développements, je vous montrerais des médecins illustres servant la science, non-seulement par leurs découvertes, mais par l'appui qu'ils ont donné à des naturalistes, que le manque de ressources arrêtait dans la publication de leurs travaux ; je me plairais à vous citer Boerrhaave publiant à ses frais les planches de la Flore de Paris que Vaillant avait laissées inédites à sa mort, et secourant Linnée, à l'époque où, placé dans un dénuement qui lui fit prendre pour épigraphe de ses premiers ouvrages : *laudatur et alget*, ce grand homme cherchait, mais en vain, à faire connaître ses vues sur la nature ; je vous montrerais Tessier, retenu par les orages de la Révolution dans une petite ville de Normandie, découvrant le génie de Cuvier, et facilitant, par son appui à cet immortel naturaliste, l'entrée comme professeur au jardin des plantes où il devait accomplir les travaux qui ont créé sa gloire et ajouté à celle de son pays.

Mais je ne peux entrer dans ces détails biographiques,

et il me suffit d'avoir prouvé que, de quelque côté que l'on jette les yeux, on voit la médecine concourant aux progrès des sciences naturelles par les hommes qui se sont formés dans son sein, aussi bien que par les méthodes ou par les faits qu'elle leur a transmis.

Or, ce n'est pas par une coïncidence fortuite qu'elle a été la pépinière d'où sont sortis tant de chimistes ou tant de naturalistes. Ce fait s'est accompli par des causes en quelque sorte nécessaires. Dans le cours du seizième et du dix-septième siècle, les médecins qui, pour éclairer une question obscure, pour perfectionner ou multiplier les agents thérapeutiques, avaient besoin de connaître avec précision, soit des corps, soit des phénomènes naturels, ne trouvaient pas à côté d'eux des savants qui pussent résoudre les problèmes qu'ils venaient soulever. Privés d'un guide suffisant dans la science contemporaine, ils faisaient eux-mêmes les expériences chimiques ou les observations dont ils avaient besoin sur les animaux et les plantes, et ils étaient ainsi conduits, non-seulement à connaître ce qui avait été fait avant eux, mais à perfectionner la science par leurs propres découvertes.

Cette tendance est devenue moins active depuis le commencement du dernier siècle; le grand nombre d'hommes spéciaux qui, depuis cette époque, se livrent à des recherches sur chaque ordre de connaissances, l'a rendue moins nécessaire, et cependant elle est loin d'être éteinte, et ses effets, quoique affaiblis, se continuent de nos jours. Un coup-d'œil jeté sur les hommes qui siégent dans les diverses sections de cette académie, montrent que, parmi nous, l'étendue et la variété des travaux auxquels peut se livrer le médecin est comprise avec une portée que n'a pas affaibli l'importance des secours qu'ils peuvent recevoir de leurs savants collègues.

Il est si vrai que les nécessités pratiques et que l'analogie de sujets et de méthode ont créé ce concours vers un but commun, que la médecine est restée presque étrangère aux progrès des sciences qui n'ont que des rapports éloignés avec elle, et qu'elle ne tient une faible place dans leur histoire que par des circonstances toutes accidentelles.

Que le médecin Quesnay compte parmi les hommes éminents qui, au dix-huitième siècle, ont créé en France l'économie politique, que dans ces derniers temps la médecine ait fourni à la Grèce l'un de ses ministres les plus illustres, et dont l'éloge se résume dans ce mot resté célèbre : « Il n'est pas temps encore que M. Coletti « aille rejoindre le bataillon de Plutarque. » Ce n'est là qu'une simple coïncidence, il n'y a pas le rapport intime, profond, qui dirigeait vers les sciences naturelles, ceux dont la médecine avait occupé les premières pensées.

Et pendant que je parle des hommes qui, élevés dans les études médicales, ont appliqué leur esprit à l'économie politique et aux sciences chimiques, puis-je oublier les deux membres de cette compagnie que nous avons eu la douleur de perdre dans les derniers mois qui viennent de s'écouler? Ce n'est point comme appendice à un discours consacré à un autre sujet que l'éloge de MM. Terme et Dupasquier doit se faire entendre dans cette enceinte. Recommandables à tant de titres ces deux

hommes ont accompli des travaux trop nombreux et d'une
trop grande importance pour qu'un hommage spécial ne
leur soit pas rendu.

Sans doute , une voix amie et dévouée vous dira bien-
tôt tout ce que fit M. Terme pour l'embellissement de
notre cité, pour la diffusion de l'instruction élémentaire,
et pour le soulagement des classes pauvres et laborieuses,
elle vous dira tout ce qu'il y avait d'intentions droites,
de dévouement au bien dans ce caractère ferme, vigilant
et douloureusement éprouvé. Sans doute aussi, l'un des
nombreux amis que M. Dupasquier comptait dans nos
rangs, vous rappèlera les découvertes chimiques et les
progrès dans l'enseignement qui sont dus à cette âme
d'élite dans laquelle la douceur la plus parfaite, la bien-
veillance la plus exquise se réunissaient à une activité
incessante dans l'étude, et à un amour illimité pour la
science. Il me suffira de rappeler aujourd'hui ces deux
noms vénérés.

Dans le cours rapide des événements qui nous entraî-
nent, et qui jettent dans l'oubli ceux qui occupaient na-
guère une place retentissante, l'Académie conserve re-
ligieusement le souvenir des hommes qui se sont voués
avec elle à ce culte de la vérité et du beau qu'elle
poursuit, calme et confiante, au milieu des orages du
dehors. La république des lettres, dont elle est une partie, toujours libérale et digne , ne parque point ses en-
fants en ceux d'un jour et ceux d'une autre époque.
Elle rappelle aux générations oublieuses les noms de
tous ceux qui ont bien servi le pays, elle honore tous les
services , elle consacre toutes les gloires , et elle s'avance
ainsi à travers les siècles, grandissant de tout ce que lui
apporte les générations nouvelles, sans rien perdre de
ce que lui ont légué les générations passées.